Dieses Buch gehört:

....

Gericht

Zutaten

Montag

Dienstag

Mittwoch

Donnerstag

Freitag

Samstag

Sonntag

Gericht
Montag
Dienstag
Mittwoch
Donnerstag
Freitag
Samstag
Sonntag

Zutaten	

Gericht

Montag

Dienstag

Mittwoch

Donnerstag

Freitag

Samstag

Sonntag

Zutaten

Gericht

Montag

Dienstag

Mittwoch

Donnerstag

Freitag

Samstag

Sonntag

Zutaten

Gericht

Montag

Dienstag

Mittwoch

Donnerstag

Freitag

Samstag

Sonntag

Zutaten

Gericht

Zutaten

Montag

Dienstag

Mittwoch

Donnerstag

Freitag

Samstag

Sonntag

Gericht	Zutaten

Montag

Dienstag

Mittwoch

Donnerstag

Freitag

Samstag

Sonntag

Gericht	Zutaten

Montag

Dienstag

Mittwoch

Donnerstag

Freitag

Samstag

Sonntag

Gericht	Zutaten
Montag	
Dienstag	
Mittwoch	
Donnerstag	
Freitag	
Samstag	
Sonntag	

Gericht

Montag

Dienstag

Mittwoch

Donnerstag

Freitag

Samstag

Sonntag

Zutaten

Gericht

Montag

Dienstag

Mittwoch

Donnerstag

Freitag

Samstag

Sonntag

Zutaten

Gericht

Zutaten

Montag

Dienstag

Mittwoch

Donnerstag

Freitag

Samstag

Sonntag

Gericht

Montag

Dienstag

Mittwoch

Donnerstag

Freitag

Samstag

Sonntag

Zutaten

Gericht

Montag

Dienstag

Mittwoch

Donnerstag

Freitag

Samstag

Sonntag

Zutaten

Gericht

Montag

Dienstag

Mittwoch

Donnerstag

Freitag

Samstag

Sonntag

Zutaten

Gericht

Montag

Dienstag

Mittwoch

Donnerstag

Freitag

Samstag

Sonntag

Zutaten

Gericht

Montag

Dienstag

Mittwoch

Donnerstag

Freitag

Samstag

Sonntag

Zutaten

Gericht	Zutaten
Montag	
Dienstag	
Mittwoch	
Donnerstag	
Freitag	
Samstag	
Sonntag	

Gericht	Zutaten

Montag

Dienstag

Mittwoch

Donnerstag

Freitag

Samstag

Sonntag

Gericht	Zutaten
Montag	
Dienstag	
Mittwoch	
Donnerstag	
Freitag	
Samstag	
Sonntag	

Gericht

Montag

Dienstag

Mittwoch

Donnerstag

Freitag

Samstag

Sonntag

Zutaten

Gericht
Montag
Dienstag
Mittwoch
Donnerstag
Freitag
Samstag
Sonntag

Zutaten	

Gericht

Montag

Dienstag

Mittwoch

Donnerstag

Freitag

Samstag

Sonntag

Zutaten

Gericht	Zutaten

Montag

Dienstag

Mittwoch

Donnerstag

Freitag

Samstag

Sonntag

Gericht

Montag

Dienstag

Mittwoch

Donnerstag

Freitag

Samstag

Sonntag

Zutaten

Gericht	Zutaten
Montag	
Dienstag	
Mittwoch	
Donnerstag	
Freitag	
Samstag	
Sonntag	

Gericht	Zutaten

Montag

Dienstag

Mittwoch

Donnerstag

Freitag

Samstag

Sonntag

Gericht

Zutaten

Montag

Dienstag

Mittwoch

Donnerstag

Freitag

Samstag

Sonntag

Gericht

Montag

Dienstag

Mittwoch

Donnerstag

Freitag

Samstag

Sonntag

Zutaten

Gericht	Zutaten

Gericht

Montag

Dienstag

Mittwoch

Donnerstag

Freitag

Samstag

Sonntag

Zutaten

Gericht	Zutaten

Montag

Dienstag

Mittwoch

Donnerstag

Freitag

Samstag

Sonntag

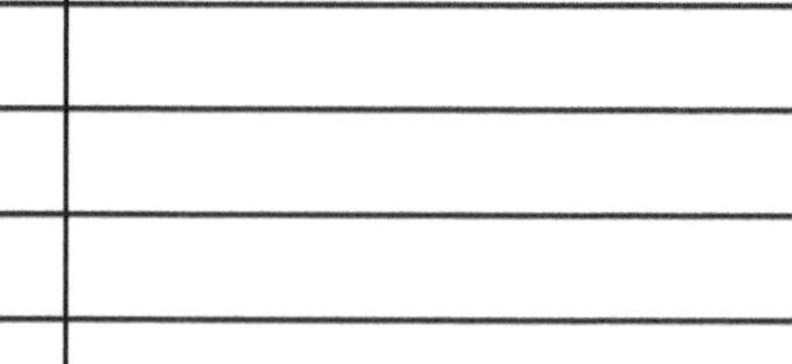

Gericht

Montag

Dienstag

Mittwoch

Donnerstag

Freitag

Samstag

Sonntag

Zutaten

Gericht

Montag

Dienstag

Mittwoch

Donnerstag

Freitag

Samstag

Sonntag

Zutaten

Gericht

Montag

Dienstag

Mittwoch

Donnerstag

Freitag

Samstag

Sonntag

Zutaten

Gericht

Montag

Dienstag

Mittwoch

Donnerstag

Freitag

Samstag

Sonntag

Zutaten

Gericht

Montag

Dienstag

Mittwoch

Donnerstag

Freitag

Samstag

Sonntag

Zutaten

Gericht
Montag
Dienstag
Mittwoch
Donnerstag
Freitag
Samstag
Sonntag

	Zutaten

Gericht

Montag

Dienstag

Mittwoch

Donnerstag

Freitag

Samstag

Sonntag

Zutaten

Gericht

Montag

Dienstag

Mittwoch

Donnerstag

Freitag

Samstag

Sonntag

Zutaten

Gericht	Zutaten

Montag

Dienstag

Mittwoch

Donnerstag

Freitag

Samstag

Sonntag

Gericht	Zutaten
Montag	
Dienstag	
Mittwoch	
Donnerstag	
Freitag	
Samstag	
Sonntag	

Gericht
Montag
Dienstag
Mittwoch
Donnerstag
Freitag
Samstag
Sonntag

Zutaten	

Gericht

Montag

Dienstag

Mittwoch

Donnerstag

Freitag

Samstag

Sonntag

Zutaten

Gericht

Zutaten

Montag

Dienstag

Mittwoch

Donnerstag

Freitag

Samstag

Sonntag

Gericht

Zutaten

Montag

Dienstag

Mittwoch

Donnerstag

Freitag

Samstag

Sonntag

Gericht
Montag
Dienstag
Mittwoch
Donnerstag
Freitag
Samstag
Sonntag

Zutaten	

Gericht	Zutaten

Montag

Dienstag

Mittwoch

Donnerstag

Freitag

Samstag

Sonntag

Gericht	Zutaten

Montag

Dienstag

Mittwoch

Donnerstag

Freitag

Samstag

Sonntag

Gericht

Montag

Dienstag

Mittwoch

Donnerstag

Freitag

Samstag

Sonntag

Zutaten

Gericht

Montag

Dienstag

Mittwoch

Donnerstag

Freitag

Samstag

Sonntag

Zutaten

Gericht	Zutaten
Montag	
Dienstag	
Mittwoch	
Donnerstag	
Freitag	
Samstag	
Sonntag	

Gericht

Montag

Dienstag

Mittwoch

Donnerstag

Freitag

Samstag

Sonntag

Zutaten

Gericht

Montag

Dienstag

Mittwoch

Donnerstag

Freitag

Samstag

Sonntag

Zutaten

Gericht
Montag
Dienstag
Mittwoch
Donnerstag
Freitag
Samstag
Sonntag

Zutaten	

Gericht	Zutaten
Montag	
Dienstag	
Mittwoch	
Donnerstag	
Freitag	
Samstag	
Sonntag	

Gericht

Montag

Dienstag

Mittwoch

Donnerstag

Freitag

Samstag

Sonntag

Zutaten

Gericht	Zutaten
Montag	
Dienstag	
Mittwoch	
Donnerstag	
Freitag	
Samstag	
Sonntag	

Gericht

Montag

Dienstag

Mittwoch

Donnerstag

Freitag

Samstag

Sonntag

Zutaten

Gericht

Zutaten

Montag

Dienstag

Mittwoch

Donnerstag

Freitag

Samstag

Sonntag

Gericht

Montag

Dienstag

Mittwoch

Donnerstag

Freitag

Samstag

Sonntag

Zutaten

Gericht

Montag

Dienstag

Mittwoch

Donnerstag

Freitag

Samstag

Sonntag

Zutaten

Gericht

Montag

Dienstag

Mittwoch

Donnerstag

Freitag

Samstag

Sonntag

Zutaten

Gericht

Montag

Dienstag

Mittwoch

Donnerstag

Freitag

Samstag

Sonntag

Zutaten

Gericht

Montag

Dienstag

Mittwoch

Donnerstag

Freitag

Samstag

Sonntag

Zutaten

Gericht

Montag

Dienstag

Mittwoch

Donnerstag

Freitag

Samstag

Sonntag

Zutaten

Gericht

Zutaten

Montag

Dienstag

Mittwoch

Donnerstag

Freitag

Samstag

Sonntag

Gericht	Zutaten

Montag

Dienstag

Mittwoch

Donnerstag

Freitag

Samstag

Sonntag

Gericht
Montag
Dienstag
Mittwoch
Donnerstag
Freitag
Samstag
Sonntag

Zutaten	

Gericht
Montag
Dienstag
Mittwoch
Donnerstag
Freitag
Samstag
Sonntag

Zutaten	

Gericht

Montag

Dienstag

Mittwoch

Donnerstag

Freitag

Samstag

Sonntag

Zutaten

Gericht

Montag

Dienstag

Mittwoch

Donnerstag

Freitag

Samstag

Sonntag

Zutaten

Gericht

Montag

Dienstag

Mittwoch

Donnerstag

Freitag

Samstag

Sonntag

Zutaten

Gericht

Montag

Dienstag

Mittwoch

Donnerstag

Freitag

Samstag

Sonntag

Zutaten

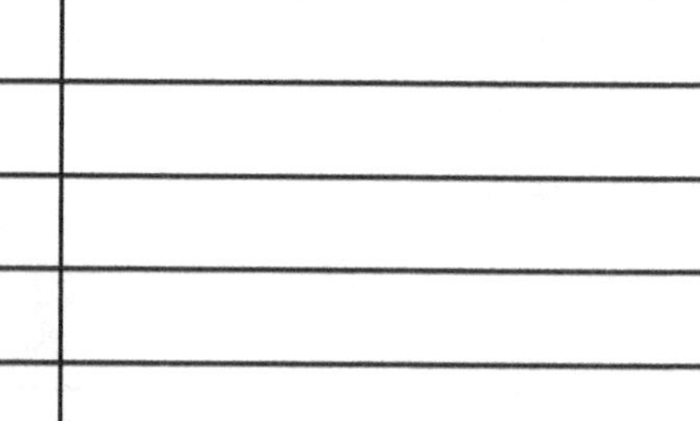

Gericht

Montag

Dienstag

Mittwoch

Donnerstag

Freitag

Samstag

Sonntag

Zutaten

Gericht

Zutaten

Montag

Dienstag

Mittwoch

Donnerstag

Freitag

Samstag

Sonntag

Gericht

Zutaten

Montag

Dienstag

Mittwoch

Donnerstag

Freitag

Samstag

Sonntag

Gericht

Montag

Dienstag

Mittwoch

Donnerstag

Freitag

Samstag

Sonntag

Zutaten

Gericht

Montag

Dienstag

Mittwoch

Donnerstag

Freitag

Samstag

Sonntag

Zutaten

Gericht	Zutaten

Montag

Dienstag

Mittwoch

Donnerstag

Freitag

Samstag

Sonntag

Gericht

Montag

Dienstag

Mittwoch

Donnerstag

Freitag

Samstag

Sonntag

Zutaten

Gericht

Montag

Dienstag

Mittwoch

Donnerstag

Freitag

Samstag

Sonntag

Zutaten

Gericht	Zutaten
Montag	
Dienstag	
Mittwoch	
Donnerstag	
Freitag	
Samstag	
Sonntag	

Gericht
Montag
Dienstag
Mittwoch
Donnerstag
Freitag
Samstag
Sonntag

Zutaten	

Gericht

Zutaten

Montag

Dienstag

Mittwoch

Donnerstag

Freitag

Samstag

Sonntag

Gericht

Montag

Dienstag

Mittwoch

Donnerstag

Freitag

Samstag

Sonntag

Zutaten

Gericht

Zutaten

Montag

Dienstag

Mittwoch

Donnerstag

Freitag

Samstag

Sonntag

Gericht	Zutaten
Montag	
Dienstag	
Mittwoch	
Donnerstag	
Freitag	
Samstag	
Sonntag	

Gericht	Zutaten

Montag

Dienstag

Mittwoch

Donnerstag

Freitag

Samstag

Sonntag

Gericht

Montag

Dienstag

Mittwoch

Donnerstag

Freitag

Samstag

Sonntag

Zutaten

Gericht

Montag

Dienstag

Mittwoch

Donnerstag

Freitag

Samstag

Sonntag

Zutaten

Gericht	Zutaten
Montag	
Dienstag	
Mittwoch	
Donnerstag	
Freitag	
Samstag	
Sonntag	

Gericht

Montag

Dienstag

Mittwoch

Donnerstag

Freitag

Samstag

Sonntag

Zutaten

Gericht

Montag

Dienstag

Mittwoch

Donnerstag

Freitag

Samstag

Sonntag

Zutaten

Gericht

Montag

Dienstag

Mittwoch

Donnerstag

Freitag

Samstag

Sonntag

Zutaten

Gericht
Montag
Dienstag
Mittwoch
Donnerstag
Freitag
Samstag
Sonntag

Zutaten	

Gericht

Montag

Dienstag

Mittwoch

Donnerstag

Freitag

Samstag

Sonntag

Zutaten

Gericht	Zutaten
Montag	
Dienstag	
Mittwoch	
Donnerstag	
Freitag	
Samstag	
Sonntag	

Gericht

Zutaten

Montag

Dienstag

Mittwoch

Donnerstag

Freitag

Samstag

Sonntag

Gericht

Montag

Dienstag

Mittwoch

Donnerstag

Freitag

Samstag

Sonntag

Zutaten

Gericht

Zutaten

Montag

Dienstag

Mittwoch

Donnerstag

Freitag

Samstag

Sonntag

Gericht

Montag

Dienstag

Mittwoch

Donnerstag

Freitag

Samstag

Sonntag

Zutaten

Gericht

Montag

Dienstag

Mittwoch

Donnerstag

Freitag

Samstag

Sonntag

Zutaten

Gericht	Zutaten
Montag	
Dienstag	
Mittwoch	
Donnerstag	
Freitag	
Samstag	
Sonntag	

Gericht

Montag

Dienstag

Mittwoch

Donnerstag

Freitag

Samstag

Sonntag

Zutaten

Gericht

Zutaten

Montag

Dienstag

Mittwoch

Donnerstag

Freitag

Samstag

Sonntag

Gericht

Montag

Dienstag

Mittwoch

Donnerstag

Freitag

Samstag

Sonntag

Zutaten

Gericht	Zutaten
Montag	
Dienstag	
Mittwoch	
Donnerstag	
Freitag	
Samstag	
Sonntag	

Gericht

Montag

Dienstag

Mittwoch

Donnerstag

Freitag

Samstag

Sonntag

Zutaten

Gericht

Montag

Dienstag

Mittwoch

Donnerstag

Freitag

Samstag

Sonntag

Zutaten

Gericht

Montag

Dienstag

Mittwoch

Donnerstag

Freitag

Samstag

Sonntag

Zutaten

Gericht

Montag

Dienstag

Mittwoch

Donnerstag

Freitag

Samstag

Sonntag

Zutaten

Gericht

Zutaten

Montag

Dienstag

Mittwoch

Donnerstag

Freitag

Samstag

Sonntag

Gericht

Montag

Dienstag

Mittwoch

Donnerstag

Freitag

Samstag

Sonntag

Zutaten

Gericht

Montag

Dienstag

Mittwoch

Donnerstag

Freitag

Samstag

Sonntag

Zutaten

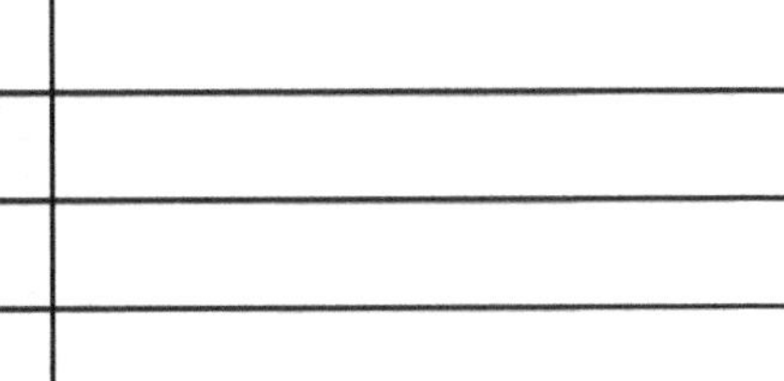

Gericht	Zutaten
Montag	
Dienstag	
Mittwoch	
Donnerstag	
Freitag	
Samstag	
Sonntag	

Gericht

Montag

Dienstag

Mittwoch

Donnerstag

Freitag

Samstag

Sonntag

Zutaten

Gericht
Montag
Dienstag
Mittwoch
Donnerstag
Freitag
Samstag
Sonntag

Zutaten	

Gericht

Zutaten

Montag

Dienstag

Mittwoch

Donnerstag

Freitag

Samstag

Sonntag

IMPRESSUM

MICHAEL SEIDOU
WEIßHIRSCH
FICHTELBACHSTRAßE18D
86153 AUGSBURG

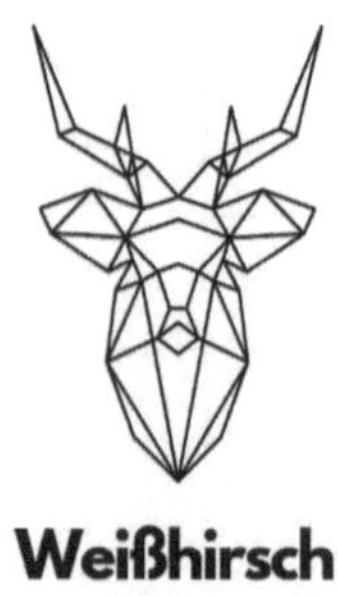

www.ingramcontent.com/pod-product-compliance
Lightning Source LLC
Chambersburg PA
CBHW031246250726
48655CB00005B/2088

* 9 7 8 1 7 1 1 7 1 9 9 8 6 *